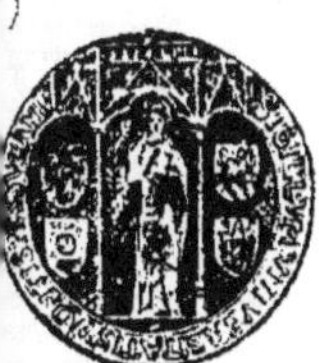

DOCTEUR FRANCIS VARENNE

La Variole à Toulon

Pendant les années 1900-1901

Etude Statistique et Clinique

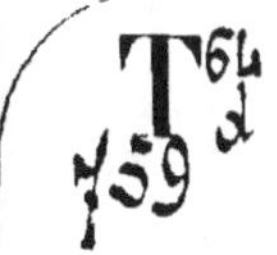

MONTPELLIER
GUSTAVE FIRMIN ET MONTANE.

LA VARIOLE A TOULON

PENDANT LES ANNÉES 1900-1901

(ÉTUDE STATISTIQUE ET CLINIQUE)

PAR

Francis VARENNE

DOCTEUR EN MÉDECINE

EX INTERNE DES HÔPITAUX DE TOULOUSE

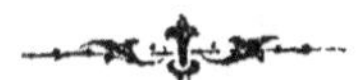

MONTPELLIER

IMPRIMERIE GUSTAVE FIRMIN ET MONTANE

RUE FERDINAND-FABRE ET QUAI DU VERDANSON

1901

MEIS ET AMICIS

FRANCIS VARENNE.

A MON PRÉSIDENT DE THÈSE

MONSIEUR LE PROFESSEUR BAUMEL

FRANCIS VARENNE.

INTRODUCTION

Pendant les deux dernières années de notre internat à l'Hôtel-Dieu de Toulon, nous avons assisté à une épidémie de variole assez grave. Cette épidémie a du reste frappé la plupart des grands centres, notamment Paris, Lyon et Marseille.

Comme le varioleux est le malade qu'on hospitalise le plus volontiers et que la variole frappe surtout dans les classes pauvres, nous avons pu observer dans les salles de l'hôpital la plupart des atteints. Aussi avons-nous pensé que nous pourrions choisir comme sujet de notre thèse inaugurale l'histoire de cette épidémie.

Notre travail comprend trois parties. Dans un premier chapitre, nous étudions la statistique générale de l'épidémie : les courbes de morbidité et de mortalité, les conditions étiologiques et leurs influences diverses, la vaccination et la revaccination.

Le second chapitre contient l'étude clinique de l'épidémie : dix observations que nous avons cru devoir reproduire, et les complications que nous avons le plus souvent observées.

Dans le troisième, nous étudions les mesures prophylactiques à prendre pour éviter le retour d'une pareille épidémie.

Avant de nous mettre à l'œuvre, nous sommes heureux de jeter un coup d'œil sur le passé et de remercier tous ceux qui ont bien voulu, dans le cours de nos études, nous soutenir de leur amitié.

Nous remercions bien vivement de leur enseignement nos premiers maîtres de l'Ecole de Médecine de Clermont, et tout particulièrement M. le professeur Bousquet, qui nous a montré tout ce que pouvait donner la chirurgie moderne aux mains d'un praticien habile et scrupuleux.

Les années passées à l'internat de Toulon nous ont été bien profitables. De plus nous avons eu le plaisir d'y rencontrer des camarades, qui sont devenus et qui resteront pour nous des amis véritables.

Merci aux médecins de l'Hôpital civil de Toulon, qui ont bien voulu nous aider dans ce travail, tout particulièrement à M. le docteur Guiol, médecin des épidémies.

Les docteurs Deville et Lamouroux nous ont donné des conseils précieux ; qu'ils soient assurés de notre reconnaissance.

Nous remercions enfin les maîtres de la Faculté de Montpellier, qui se sont montrés si bienveillants pendant le temps trop court que nous avons passé près d'eux.

Que surtout M. le professeur Baumel, qui a bien voulu accepter la présidence de notre thèse, soit assuré que nous apprécions vivement l'honneur qu'il nous fait.

LA VARIOLE A TOULON

PENDANT LES ANNÉES 1900-1901

(ÉTUDE STATISTIQUE ET CLINIQUE)

CHAPITRE PREMIER

ÉTUDE STATISTIQUE

A. *Marche générale de l'épidémie.* — La variole fait, tous les ans, quelques victimes dans la population toulonnaise, spécialement dans les classes pauvres, réfractaires à la pratique des vaccinations et des revaccinations.

Mais à côté de ces manifestations isolées éclatent, souvent, de véritables épidémies.

Ainsi :

En 1883 il y eut,	par la variole,	141	décès.
En 1886 —	—	135	—
En 1891 —	—	73	—

Enfin, nous arrivons à l'épidémie actuelle, qui a duré près de 19 mois et causé 219 décès.

Les premiers malades atteints de variole entrèrent à l'hôpital civil en décembre 1899; leur nombre fut de 8, dont 2 moururent.

En janvier 1900, il y eut 25 entrées et 5 décès. En février, 20 admissions et 6 décès. En mars, l'épidémie subit une vigoureuse poussée : 35 entrées et 12 morts. A partir de ce moment elle paraît s'amender et suivre une marche décroissante, si bien qu'en septembre, il n'y eut que 12 cas nouveaux et 5 décès. Mais en octobre, le mouvement ascensionnel recommence ; nous recevons 26 malades et il y a 11 décès. L'épidémie atteint enfin son apogée, en novembre, avec 45 entrants et 12 morts. Puis la maladie rétrograde d'une manière continue et régulière pour se terminer, virtuellement, le 15 juin (Graphique 1).

Ce qui frappe, dans la marche de l'épidémie, ce sont les deux périodes d'ascension de la courbe, en mars et en novembre. Les médecins de Toulon, qui ont assisté aux autres épidémies, nous ont affirmé que c'était une règle presque générale.

Il nous semble, pourtant, que la courbe pourrait s'expliquer de la façon suivante :

Lorsque l'épidémie prit, en février et mars, une tournure inquiétante, il y eut un moment d'affolement ou tout au moins de crainte. Beaucoup de gens se firent vacciner ou revacciner; les malades restés en ville furent à peu près isolés : quelques soins hygiéniques furent pris et la maladie décrût. On put croire qu'elle était terminée. Les moins pressés négligèrent de se faire revacciner, croyant le danger passé. L'isolement des malades de la ville se relâcha : quelques-uns, guéris ou à peu près, sortirent et allèrent semer un peu partout leurs squames. C'est

COURBES DE MORBIDITÉ & DE MORTALITÉ

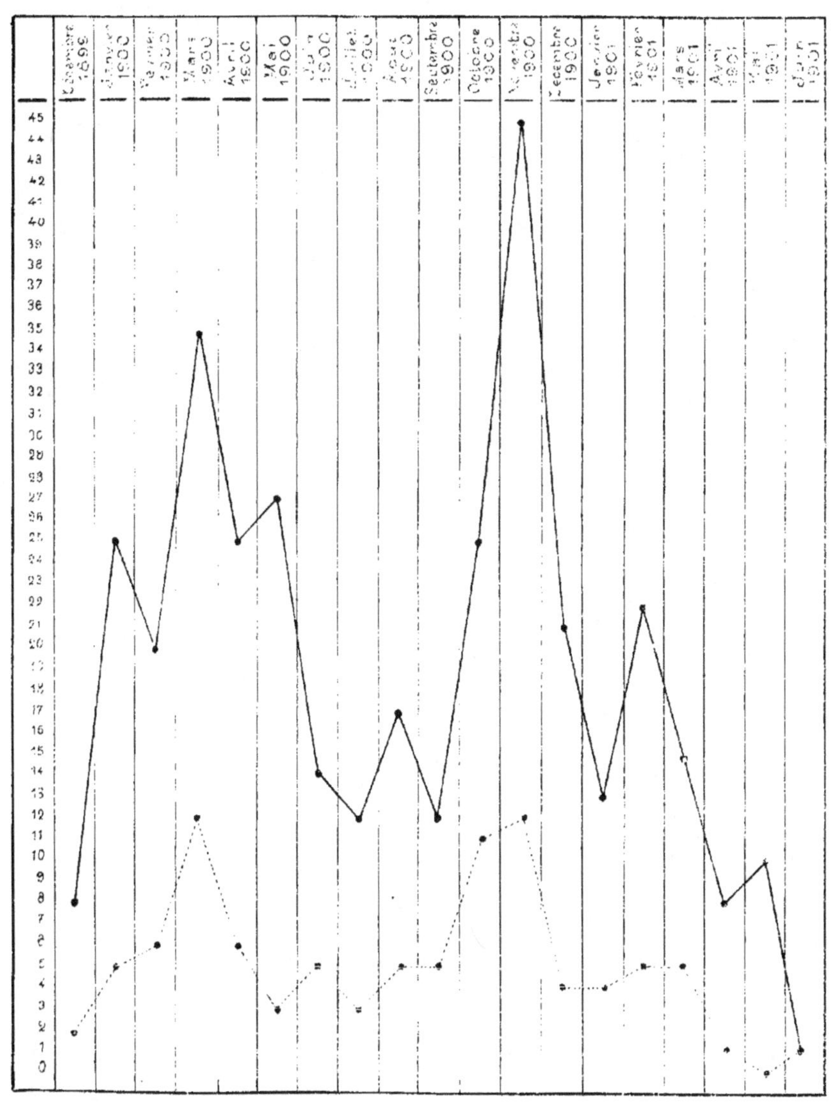

——— Morbidité.

.... Mortalité.

alors que la morbidité remonta où nous la voyons en novembre, pour reculer ensuite de nouveau devant les précautions reprises et mieux observées.

B. *Influence du sexe et de l'âge.* — Les femmes ont fourni le contingent de beaucoup le plus élevé. Sur un ensemble de 355 malades admis à l'hôpital, 185 appartiennent au sexe féminin et 98 seulement au sexe masculin, le reste appartenant à des enfants âgés de moins de dix ans. La mortalité a été aussi plus grande chez les femmes que chez les hommes. Tandis que chez ceux-ci elle était de 20,6 %, chez celles-là elle montait à 23,2 %. On voit que pour les enfants elle a atteint 41,3 %.

Tableau N° 1

Morbidité et mortalité d'après le sexe.

Sexe	Entrées	Décès	0/0	Observations
Hommes. .	98	21	20,6	
Femmes . .	185	43	23,2	
Enfants . .	72	30	41,3	sans distinction de sexe.
Totaux. . .	355	94	26,8	

Nous n'hésitons pas à attribuer aux revaccinations du service militaire et du service medical des arsenaux de Toulon, l'énorme disproportion des contaminés qui existe entre les deux sexes. C'est, du reste, une vérité banale que toutes les statistiques ont prouvée, mais qui ressort ici d'une façon éclatante.

Voyons maintenant la fréquence et la gravité de la maladie dans les divers âges de la vie.

	Age	Morbidité	Mortalité	0/0
Enfants	au-dessous d'un an. .	1	1	100
	à 1 an.	2	2	100
	à 2 ans	15	10	66
	à 3 ans	21	9	12,8
	à 4 ans	10	3	30
	à 5 ans	3	0	0
	jusqu'à 10 ans	20	5	25
Garçons. . . .	de 10 à 20 ans.	58	6	10.3
Filles	de 10 à 20 ans.	10	8	20
Hommes. . . .	de 20 à 30 ans.	9	1	11
	de 30 à 50 ans.	11	4	36.3
	de 50 ans et au dessus	20	10	50
Femmes. . . .	de 20 à 30 ans.	80	19	23.7
	de 30 à 50 ans.	42	10	23,8
	de 50 ans et au-dessus	23	6	26

Ici encore vient s'affirmer l'influence de la revaccination du service militaire. Chez les garçons, nous comptons, en effet, de dix à vingt ans, cinquante-huit cas, tandis que nous n'en comptons que neuf de vingt à trente ans.

Du reste, aujourd'hui, peu d'hommes échappent à la revaccination. En effet, outre le service militaire, les compagnies de chemins de fer, les administrations, les chefs d'usines exigent de leur personnel un certificat de vaccine et nous ne pouvons qu'applaudir à cette manière de faire, bien qu'on puisse l'accuser de faire un accroc à la liberté individuelle.

Nous voyons aussi combien est grande la mortalité chez les enfants. Le médecin peut ainsi mesurer la responsabilité qu'il encourt, s'il néglige d'insister auprès des familles, pour que l'enfant soit vacciné au temps voulu et revacciné lorsque la première immunité est épuisée.

C. *Influence de la vaccination et de la revaccination.* — Nous avons cherché à déterminer l'influence de la vaccination et de la revaccination sur ceux de nos malades qui les avaient subies.

Voici le tableau que nous avons obtenu :

Sexe	revaccinés		vaccinés		non vaccinés		Totaux	
	atteints	décédés	atteints	décédés	atteints	décédés	atteints	décédés
Hommes. .	1	0	22	2	75	19	98	21
Femmes . .	1	1	79	7	102	35	185	43
Enfants . .	0	0	2	0	70	30	72	30
Totaux. . .	5	1	121	9	247	84	355	94

L'influence préservatrice du vaccin ressort éloquemment de ces chiffres. Ainsi sur les 30 enfants qui ont succombé pendant l'épidémie, aucun n'avait été vacciné, et nous voyons que si deux ont subi les atteintes de la contagion malgré une vaccination antérieure, la variole chez eux a été bénigne et ils ont échappé à la mort. Nous voyons, de plus, combien le taux de la mortalité est abaissé chez ceux qui ont été immunisés une fois. Ainsi, sur 121 cas de variole évoluant sur des vaccinés, nous ne trouvons que 9 décès, ce qui fait 7,1 0/0, tandis que sur 247 malades jamais vaccinés nous avons 84 décès, soit près de 30 0/0.

Ce sont là évidemment des vérités banales pour les médecins, mais qui ne sont pas encore assez connues du public. Que de fois avons-nous vu des gens refuser de se faire vacciner en prétendant que le vaccin donnait la variole. C'est à nous de lutter contre les préjugés des masses : c'est enfin aux pouvoirs publics de prendre les mesures nécessaires, pour sauvegarder les intérêts de l'hygiène publique, même, s'il le faut, en limitant les libertés individuelles.

CHAPITRE II

ÉTUDE CLINIQUE

A. — Observations

Parmi les très nombreuses observations que nous avons recueillies, nous croyons devoir transcrire ici celles qui présentent des caractères particulièrement intéressants.

Première Observation

Lucien X..., cordonnier, 18 ans, entré le 3 février 1900 au soir, après la contre-visite. Aurait été vacciné sans succès à l'âge de 5 ans. Nie s'adonner à l'alcoolisme. Se dit malade depuis deux jours : frissons, inappétence, rachialgie violente, vomissements, insomnie sans délire.

Le 4 février. — Le malade est très fatigué ; il a eu dans la nuit quelques vomissements et n'a pas dormi : nombreuses papules sur la face et le reste du corps, très voisines les unes des autres. T. : 40°8.

5. — Le malade a eu du délire, il a essayé plusieurs fois de se lever. Il paraît souffrir beaucoup. L'éruption est confluente, les papules ont commencé à se transformer en vésicules. Albumine dans les urines. Constipation. T. : 40°6.

6. — L'éruption est vésiculeuse. Le malade présente un gonflement généralisé, surtout accusé aux mains, aux pieds et au visage. Il se plaint de dysphagie. L'examen de la muqueuse buccale est impossible. Urines rares, foncées, contenant de l'albumine. T. : 40°3.

7. — Même état. T. : 40°5

8. — La suppuration a envahi les vésicules. Gonflement du visage, des mains et des pieds, délire dans la nuit. Les orifices des narines sont recouverts de croûtes très adhérentes. Dysphagie intense. T. : 40°5.

9. — Cette nuit, épistaxis abondante et rebelle. Délire violent. Ce matin plusieurs pustules ont une teinte foncée de nature hémorragique. Albuminurie accentuée. T. : 40°9.

10. — La teinte hémorragique s'est généralisée. Le malade saigne plusieurs fois du nez. Les urines peu abondantes contiennent du sang. Pouls filiforme, incomptable. Le malade est en pleine ataxo-adynamie. T. : 40°8. Il meurt à midi.

En résumé : Variole confluente et hémorragique tardive, ayant amené la mort, au bout de 9 jours, chez un jeune homme de 18 ans non immunisé par la vaccine.

Observation II

Louise X..., couturière, âgée de 22 ans, jamais vaccinée, entre à l'hôpital le 15 avril 1900, se disant malade depuis la veille au soir : violentes douleurs à la région lombaire ; quelques vomissements ; soif vive, fièvre.

A son arrivée à l'hôpital, la malade est très abattue ; elle est incapable de se tenir debout. P. : 110 ; filiforme, mais régulier. T. : 40°2.

16 avril. — Délire violent toute la nuit. Ce matin, gêne respiratoire. Constipation. La peau des cuisses est parsemée d'un piqueté hémorragique, quelques petites taches sur les conjonctives.

Urines rares ne contenant ni albumine ni sucre.

P. : 120. T. : 40°5.

17. — La nuit a été fort mauvaise : insomnie, délire.

La malade est dans un état très précaire. La peau est, sur toute l'étendue du corps, recouverte de larges taches ecchymotiques, surtout accusées au cou, aux aines et aux paupières. La malade crache du sang et a des épistaxis. L'agitation et la dyspnée sont très vives.

P. : 120. T. : 40°5.

Urines rares, hémorragiques.

18. — La malade est sans connaissance. Le pouls est à peine perceptible ; la température axillaire atteint 40°9.

La malade meurt à 1 heure de l'après-midi, sans avoir repris connaissance.

En résumé : Variole hémorragique précoce ayant évolué

très rapidement, chez une jeune femme de 22 ans, non vaccinée. La mort est survenue le cinquième jour, avant l'apparition de l'éruption.

Observation III

Auguste B...., âgé de 2 ans, entre à l'hôpital le 9 mai 1900, présentant quelques boutons au visage. T. : 39° 2. Non vacciné.

Le 14 mai. — Eruption étendue à tout le corps, et devenue confluente. T. : 39° 3.

15. — Les boutons du visage commencent à suppurer. T. : 38° 9. Rien du côté des yeux. Dysphagie, dyspnée légère.

17. — La suppuration est établie sur tout le corps. Déglutition difficile : dyspnée plus accentuée. A l'auscultation, quelques râles sibilants et râles, fins, disséminés des deux côtés de la poitrine. Légère submatité aux deux bases. T. : 39° 4.

18. — Dyspnée intense. Râles crépitants sur presque toute la hauteur des deux poumons. Souffle au niveau de l'angle de l'omoplate. Pouls inégal. T. : 40° 2.

19. — Pouls petit, intermittent. Le visage est cyanosé. Les extrémités sont refroidies, la respiration est haletante : 60 inspirations par minute. Râles crépitants et souffle. T. : 40° 9. Décédé à 4 heures, soir.

En résumé, variole confluente, ayant fait, à la période de suppuration, de la broncho-pneumonie qui a été rapidement mortelle.

Observation IV

Jeanne H..., âgée de 28 ans, entrée le 10 juillet 1900, en pleine période d'éruption. Variole confluente. N'a été vaccinée qu'une fois, vers l'âge de trois ans. Un peu de dysphagie. Etat général bon. T. : 38° 5.

12 juillet. — Tuméfaction du visage considérable. Dysphagie. Un peu de toux et de dyspnée. Rien aux poumons. T. : 39°.

14. — Œdème douloureux des pieds et des mains. Le visage est toujours très œdématié. Toujours de la toux, de la dyspnée, de la dysphagie. T. : 39° 2.

16. — Les pustules commencent à supparer. Léger délire. T. : 39° 9.

19. — Suppuration sur tout le corps. Toux fréquente, dyspnée. Délire surtout nocturne. T. : 40° 1.

25. — Dessiccation. Les croûtes du visage sont tombées. Apparition d'un furoncle sur la tête en arrière du front, pansement humide. Etat général, bon. Plus de dysphagie, ni de toux. Pas de fièvre.

27. — Incision du furoncle. Apparition d'un autre furoncle au sommet de l'occiput. Pansement antiseptique.

Successivement la malade fait une poussée de furoncles très douloureux et volumineux sur les épaules, à l'avant-bras droit, à la fesse et à la jambe gauche.

La malade sort guérie le 29 août.

En résumé, variole confluente terminée par guérison,

et caractérisée par une véritable diathèse furonculeuse, apparue dès la période de dessiccation.

Observation V

Louis M..., âgé de 36 ans, entre à l'hôpital le 8 septembre 1900. Non vacciné. Variole confluente sur le visage et sur le corps ; œdème considérable de la face. Conjonctives oculaires très injectées ; cornée intacte. Délire. T. : 39° 8.

10. — L'état général est mauvais. Délire aigu. Conjonctives injectées sécrétant un liquide séro-purulent. Pouls 120. Les deux bruits du cœur sont sourds. T. : 39°6.

12. — Le pouls bat 130, il est irrégulier. Tachycardie. Les deux bruits cardiaques sont très sourds. Le malade est très agité et essaye de sortir de son lit. Il se gratte et son visage est tout ensanglanté.

13. — Le pouls est à 130, dépressible, intermittent. Les bruits du cœur s'entendent à peine. Le malade est dans le coma. Soubresauts des tendons. Le visage est méconnaissable, ne formant qu'une plaie. Mort à 10 heures du matin.

En résumé, variole très grave, ayant présenté du délire aigu et de la myocardite à terminaison rapidement fatale. Il est à noter que le malade était éthylique.

Observation VI

Paul X..., boulanger, 26 ans, dispensé du service militaire pour faiblesse de constitution. Jamais vacciné, entre à l'hôpital le 3 octobre 1900, se plaignant d'inappétence, de douleurs violentes à la région lombaire. T. 39°.

Le 4 octobre. — Même état ; pouls à 120. T. 39°2. Vomissement, constipation. On note quelques papules discrètes sur le tronc. Quelques-unes, plus rares, sur le front.

6. — Les papules sont plus nombreuses. Pouls 110. T, 39°6 Urines rares, foncées, albumineuses. La peau du malade est sèche. Dyspnée. Le malade est abattu et indifférent à ce qui se passe autour de lui.

8. — Quelques pustules. L'état général du malade est peu satisfaisant. Il a eu du délire nocturne. Grande prostration, pouls à 120, dyspnée. Langue sèche. Urines rares, albumineuses.

9. — Même état précaire. Au niveau de la loge parotidienne gauche, il existe un gonflement douloureux qui rend presque impossible les mouvements de mastication. T. 40°5.

11. — Fluctuation au niveau de la région parotidienne. T. 34°. Pouls 120.

12. — Le malade est dans le coma. La dyspnée est intense, le pouls rapide, faible, irrégulier. Le pus de la région parotidienne s'est fait jour à travers la peau. Mort à midi.

En résumé : variole anormale, maligne, compliquée de parotidite suppurée ayant amené la mort le 9e jour.

Observation VII

Le 21 octobre 1900, à 4 heures du soir, entre à l'hôpital la nommée Antoinette Sa..., âgée de 24 ans. La malade dans le coma ne peut répondre aux questions.

D'après les personnes qui l'accompagnent, elle serait malade depuis 4 jours. Elle aurait eu des vomissements abondants, des douleurs lombaires violentes, une grosse fièvre. Elle a présenté des phénomènes d'excitation, de délire, suivis de périodes de calme. Depuis le matin elle crache du sang, et elle en rend par l'anus. Sur le corps de la malade on a remarqué « des rougeurs ».

N'a pas été vaccinée.

A notre examen, la langue est rôtie, recouverte d'un enduit noirâtre que l'on trouve aussi sur les dents et les lèvres. La gorge ne peut être examinée. Les gencives sont saignantes ; les conjonctives oculaires très injectées. Par l'anus s'écoule du sang noirâtre, poisseux.

Sur tout le corps, nous observons un rash d'aspect scarlatiniforme. Ce rash, plus accentué à la face interne des bras, des cuisses, au niveau des jointures, est constitué par de larges placards rouge sombre, qui pâlissent à la pression des doigts, mais sur lesquels se détache un petit pointillé, qui ne disparaît pas à la pression.

La température est de 40°8. Dyspnée, quelques soubresauts musculaires ; pas de trace d'éruption.

La malade est décédée dans le coma, vers 10 heures du soir, après avoir vomi une grande quantité de sang.

En résumé, variole ayant présenté des hémorragies de la bouche, de l'intestin et probablement de l'estomac et du rash scarlatiniforme, toutes manifestations qui ont précédé l'éruption. L'infection, comme du reste dans tous les cas de variole hémorragique que nous avons observés, évolue sur un terrain n'ayant jamais été immunisé.

Observation VIII

Adeline X..., 2 ans, apportée à l'hôpital le 30 décembre 1900, en pleine éruption papuleuse et confluente. T. : 39° 5. N'a jamais été vaccinée. Catarrhe très accusé des conjonctives, larmoiement séro-purulent abondant.

31 décembre. — Nombreuses vésicules disséminées sur toute l'étendue des téguments ; œdème des membres et de la face. T. : 39° 6. Les conjonctives sont fortement injectées ; chémosis, quelques boutons sur la cornée.

1er janvier. — Même état ; T. : 39° 5.

Le 2. — La suppuration commence au visage ; les pustules de la cornée sont en pleine évolution.

Etat général mauvais. T. : 40 degrés.

Le 4. — Suppuration diffuse. Sur les deux cornées, ulcérations, d'où s'écoule du pus. T. : 40° 4.

5. — Pouls à peine perceptible, dyspnée intense. Les paupières sont closes ; quand on les soulève, il s'échappe des flots de pus des globes oculaires.

La malade meurt à 5 heures du soir.

En résumé : variole confluente très grave, compliquée de la fonte purulente des deux yeux, et terminée par la mort d'une enfant de 2 ans, n'ayant jamais été vaccinée.

Observation IX

Le 7 février 1901, la nommée Marie Al.., entre à l'hôpital, en période d'éruption. N'a pas été vaccinée. Variole confluente ; a eu des vomissements et des douleurs lombaires. Un peu de délire. Le 10 février, la malalade, qui était enceinte de 3 mois, avorte. Rien de particulier. Les boutons suppurent. La température monte à 39° 8. Du délire.

20 février. — Tout se calme ; les boutons commencent à sécher. Quelques jours après, la dessiccation est complète ; les croûtes du visage sont tombées et tout le corps commence à desquamer.

L'état général est bon ; la malade s'alimente bien ; tout semble faire prévoir une heureuse fin, lorsque le 1er mars on constate au tiers supérieur de la face antéro-latérale de l'avant-bras droit, de l'œdème, un peu douloureux à la pression.

La température est de 38° 5 ; pansement humide.

2 mars. — L'œdème a augmenté, gagnant l'articulation du coude et la partie inférieure du bras. La pression est douloureuse. La peau, qui est complètement desquamée, est luisante et rouge.

T. : 39° 5 soir, 38° 7 matin.

Larges pansements humides.

3 mars. — L'œdème augmente encore. La peau est rouge, chaude : les mouvements de flexion s'exécutent difficilement. T. : matin, 38°5 ; soir, 39°3. On intervient. De larges et profondes incisions au thermo-cautère sont pratiquées à l'avant-bras droit. Pas de pus. Les tissus sont œdématiés, infiltrés d'une abondante sérosité.

4 mars. — La partie inférieure du sein gauche devient rouge, tuméfiée, douloureuse. L'état général est très mauvais ; la température est de 40° 8. Le pouls est fréquent et petit. Une incision pratiquée ne laisse s'écouler, comme à l'avant-bras, que de la sérosité.

La malade est décédée le soir, à 7 heures.

En résumé, variole très grave, ayant offert comme particularité cet œdème localisé à l'avant-bras droit et au sein gauche, œdème dont l'interprétation semble devoir se rattacher au processus infectieux

Observation X

Henri C...., âgé de 27 ans, entre à l'hôpital le 16 février 1901, en pleine période d'éruption. Variole confluente. N'a été vacciné qu'une seule fois à l'âge de 2 ans. Le malade prétend avoir eu un peu de fièvre depuis trois jours et quelques douleurs musculaires, qui ne l'ont pas empêché de travailler. Pas de vomissements, pas de rachialgie.

Au moment de notre examen, le malade a 38° de température. L'éruption est confluente au visage, moins accentuée aux membres et à la poitrine. Les amygdales sont rouges, tuméfiées, douloureuses. On y constate la présence de quelques boutons. Diète lactée, gargarisme. A l'intérieur, salol à la dose de 4 grammes. Urines normales, 1 litre 1/2 environ.

18 février. — La dysphagie est plus accentuée, le visage, les paupières sont gonflés. La conjonctive oculaire est légèrement injectée. La cornée est intacte.

21. — Les pustules commencent à suppurer au visage, dont la tuméfaction est considérable. Salivation et déglutition très douloureuses, conjonctives oculaires très injectées.

23. — La suppuration continue sur tout le corps. Pieds et mains tuméfiés et douloureux. La face antérieure de la main droite à l'éminence thénar est très œdématiée, chaude, rouge, douloureuse, ce qui fait penser à la formation d'un abcès. Température : matin, 38° ; soir, 38° 9. Urines rares, très colorées. Un peu de délire dans la nuit.

25. — Les pustules suppurent toujours. Le visage, les mains et les pieds sont moins douloureux. Fluctuation à l'éminence thénar. Incision. Quelques grammes de pus. Lavage et pansement sublimé. A la face antéro-latérale de la cuisse droite, tiers supérieur, un nouvel abcès va se former. Pansement humide.

Le délire a cessé. Température : 37° 8, le soir 38° 4. Urine peu abondante, pas d'albumine.

27. — La suppuration diminue. Le visage est recouvert de croûtes épaisses. Plus de dysphagie. Incision de l'abcès de la cuisse droite ; quelques douleurs lombaires. Urines toujours rares.

Température : matin, 37° 6 ; soir, 38° 2.

2 mars. — Les pustules commencent à sécher sur tout le corps. Les conjonctives oculaires sont redevenues

normales. L'abcès de l'éminence thénar est en bonne voie de cicatrisation. Pas de fièvre.

5. — L'abcès de l'éminence thénar est presque fermé, celui de la cuisse droite suppure toujours. Le malade dort assez bien.

9. — Desquamation du visage et du corps. Un peu de céphalée, quelques douleurs lombaires. 350 grammes d'urines ; traces d'albumine. Insomnie.

11. — L'œdème a gagné les jambes. Céphalée ; un peu de dyspnée. Rien aux poumons. Urines peu abondantes contenant une grande quantité d'albumine.

13. — L'abcès de la main droite est fermé. Celui de la cuisse est en bonne voie ; céphalée assez violente. Urines toujours albumineuses. Régime lacté. Vichy, lactose.

15. — L'œdème a envahi les cuisses et le scrotum. Dyspnée assez considérable.

16. — L'œdème augmente au scrotum. Le malade n'urine presque pas. La dyspnée est intense. A l'auscultation pulmonaire, râles fins aux deux bases. Quelques crachats spumeux, rosés.

17. — Nombreux râles d'œdème aux deux poumons. Dyspnée toujours considérable. Œdème des jambes, des cuisses, du scrotum et de la partie inférieure de l'abdomen. Expectoration mousseuse et hématique. Saignée de 300 grammes.

18. — Toujours de la dyspnée. Le malade a un peu uriné ; toujours de l'albumine. Râles crépitants dans les deux poumons. Même expectoration.

20. — Dyspnée légère. L'œdème des membres et du scrotum a diminué. Urines plus abondantes contenant toujours de l'albumine. Râles aux deux bases.

25. — Presque plus de dyspnée, ni d'œdème. L'albumine a diminué.

28. — Un peu d'œdème seulement aux pieds. Pas de dyspnée : encore quelques râles disséminés aux deux bases. Pas d'expectoration. Le malade dort. Urines assez abondantes, encore des traces d'albumine. Douleurs assez violentes au membre inférieur droit.

1er avril. — Les douleurs du membre inférieur droit sont localisées sur le trajet du sciatique. Au niveau du grand trochanter de la face externe de la cuisse, au creux poplité, à la tête du péroné, sur la surface plantaire externe on provoque de la douleur à la pression. On constate le signe de Lasègue.

6. — Plus d'œdème ni d'albuminurie. Nerf sciatique très douloureux.

15. — État stationnaire.

Le malade, que nous avons revu au mois de mai, présente tous les symptômes d'une névralgie sciatique. La jambe droite est fléchie sur la cuisse, et la cuisse elle-même légèrement fléchie sur le bassin.

L'extension est douloureuse. Le malade ne peut s'appuyer sur la face plantaire.

Les points douloureux de Walleix existent toujours, ainsi que le signe de Lasègue. Le pli interfessier est dévié à gauche ainsi que toute la fesse droite. Le pli sous-fessier est effacé. La masse musculaire des fessiers, les muscles de la cuisse et de la jambe présentent de l'amyotrophie La tonicité musculaire paraît diminuée. On constate aussi comme trouble trophique, la chute des ongles du pied droit, qui se sont desséchés et détachés sans aucune douleur.

En résumé, variole confluente très grave, ayant présenté une localisation rénale avec œdème des membres inférieurs, albuminurie, etc. Puis, l'infection s'est localisée sur le nerf sciatique produisant une névralgie douloureuse et rebelle avec troubles moteurs et trophiques consécutifs à la névrite.

B. — Réflexions cliniques

Nous ne reviendrons pas sur la gravité de l'épidémie qui, pour les malades de l'hôpital, a donné une mortalité de 26,87 pour 100. Cette question a été envisagée dans le premier chapitre. Dans celui-ci, nous voulons seulement passer en revue certaines complications de la maladie, telles que nous les avons observées pendant l'épidémie.

Les varioles *hémorragiques* précoces ont été peu fréquentes. Les deux malades qui présentèrent cette complication *n'avaient jamais été vaccinés* ; ils sont morts tous les deux le cinquième jour de la maladie, avant l'apparition complète de l'éruption. Nous avons relevé 5 cas de variole hémorragique tardive, dont 3 ont été suivis de décès.

Trois fois la variole a évolué chez des *tuberculeux* à la 3e période. Tous ces malades ont guéri de la fièvre éruptive ; mais ils sont morts pendant la convalescence de cachexie tuberculeuse, comme si leur phtisie avait reçu un coup de fouet du fait de l'infection secondaire de la variole.

L'*albuminurie* a été fréquemment constatée ; mais dans

la grande majorité des cas, elle n'a pas paru avoir exercé une influence néfaste sur la marche de la maladie.

L'*alcoolisme* a paru d'une manière très nette aggraver le pronostic de la variole.

Nous avons noté plusieurs cas de *delirium tremens*, et chez tous la marche de la maladie a été rapide, la mort étant survenue avant la période de suppuration.

La *diphtérie* et la variole ont évolué d'une manière concomitante chez un enfant de 2 ans, qui est mort des suites d'une laryngite pseudo-membraneuse, malgré les injections de sérum antidiphtérique faites, il est vrai, un peu tardivement.

Sur un malade atteint d'une variole très discrète, au moment de la période de suppuration, sont apparues au cou et au tronc de grosses papules *syphilitiques*.

Parmi les complications *suppuratives*, nous avons relevé une parotidite suppurée, un cas de fonte purulente des deux yeux, un cas de furonculose, un phlegmon de l'avant-bras ; enfin, chez plusieurs malades, des abcès de peu d'importance.

En fait de manifestations sérieuses, citons la forme *ataxo-adynamique* quelquefois observée chez des vieillards et la plupart du temps suivie de mort. Mais le cas le plus intéressant est, à coup sûr, celui de cet homme atteint de *névralgie sciatique* et dont nous avons relaté l'histoire dans notre observation X.

Nous avons observé un cas de *broncho-pneumonie* et un autre de *myocardite*, tous deux terminés par la mort.

La *fièvre typhoïde* et la *variole* se sont trouvées réunies une fois sur une jeune fille de 12 ans qui, vers le 16e jour d'une dothiénentérie grave, fut prise de rachialgie et présenta quelques boutons de variole sur les paupières, les bords ciliaires, la poitrine et les bras. La variole n'a pas paru avoir hâté le dénouement fatal, qui survint 23 jours plus tard. L'observation de cette fièvre typhoïde a été rapportée par notre ami le docteur Deville dans sa thèse de Lyon, 1900.

Six fois nous avons pu observer les rapports de la *grossesse* et de la variole. Dans deux cas, la grossesse n'a pas paru influencée et a continué son cours normal.

Dans les quatre autres cas, l'avortement a eu lieu :

1 fois	à 3 mois
2 fois	à 4 mois
1 fois	à 8 mois.

L'un de ces avortements de 4 mois s'est accompagné d'hémorragie très grave et a déterminé la mort.

Les *complications oculaires* ont été représentées par quelques ophtalmies peu graves, en général, ne s'étant terminées que deux fois par la fonte de l'œil.

Enfin, mentionnons chez une jeune fille de 18 ans, la coexistence de la variole et de la *vaccine*. Au commencement de l'épidémie cette jeune personne se fit vacciner ; les boutons sortirent parfaitement, mais pendant leur évolution surviennent des vomissements, de la fièvre et de la rachialgie : peu après, apparition de vésicules ombiliquées, très discrètes, mais très nettes.

La variole fut d'ailleurs très bénigne.

Nous dirons peu de chose du traitement que l'on a fait suivre aux varioleux. Il a été banal d'une manière générale; boissons abondantes diurétiques, médication éthéro-opiacée de Du Castel.

Dans un certain nombre de cas, on a employé systématiquement le salol à la dose de 4 grammes dans les 24 heures. Ce traitement a paru donner quelques résultats, celui notamment d'abréger la marche de la maladie, en rendant pour ainsi dire nulle la période de suppuration.

Contre les complications oculaires on a tout d'abord fait usage de simples lotions à l'eau boriquée tiède ; ce n'est que vers la fin de l'épidémie que l'on a eu recours aux instillations faites avec la solution de bleu de méthylène à 0, 20 cent. pour 100 grammes d'eau.

Nous regrettons que l'on n'ait pas employé la balnéation telle que l'a pratiquée à Lyon le professeur Courmont et qui a paru lui donner de bien beaux résultats.

Malheureusement, à l'hôpital de Toulon, il n'y a pas encore de baignoires même pour les typhoïdiques, malgré les statistiques de la thèse de notre camarade, le docteur Deville, sur la mortalité, par la fièvre typhoïde, à l'hôpital de Toulon.

CHAPITRE III

HYGIÈNE PROPHYLACTIQUE

« La variole est la seule des maladies infectieuses con-
» tre laquelle nous possédions actuellement, grâce à la
» découverte de Jenner, une garantie certaine et dénuée
» de tout danger, un élément de défense semblable à la
» cause morbide et spécifique comme elle. Malheureuse-
» ment, les vertus de la vaccine sont trop souvent mises
» en doute et dénaturées par l'ignorance ou les préjugés,
» dans tous les cas atténuées dans leur efficacité par ce
» fatalisme désespérant des masses, qui est la négation
» de l'hygiène la plus élémentaire ».

Ce que le docteur Cartier écrivait en 1893 est, malheureusement, vrai aujourd'hui encore. La dernière épidémie l'a bien prouvé, puisque, sur un total de 355 varioleux traités à l'hôpital civil de Toulon, 247 n'avaient jamais été vaccinés.

Nous attendons beaucoup de la loi sur la vaccination obligatoire votée par le Sénat dans sa séance du 28 juin dernier. Cette loi sera promulguée dès que les deux Chambres auront adopté un texte définitif. En Allemagne une loi semblable a presque fait disparaître la variole. En France, nous n'espérons pas d'aussi brillants résultats.

car il faut compter avec l'inobservance de toutes les lois d'hygiène, inobservance dont le médecin, il faut le dire, est bien souvent complice. Nous n'en voulons pour exemple que la loi sur la déclaration des maladies contagieuses, qui est violée journellement.

A Toulon, notamment, la moitié des cas de variole n'ont pas été déclarés.

Il est certain, cependant, que le chiffre des varioleux baissera, dès que la loi sera mise en vigueur.

En attendant, étudions les mesures prophylactiques qu'il conviendrait de prendre pour arrêter une recrudescence de l'épidémie.

Tout d'abord il faut vacciner et revacciner.

Les séances gratuites de vaccination n'ont rien donné à Toulon. Elles n'ont presque pas eu de clients. Il importerait d'organiser, au moins, en cas d'épidémie, un service de vaccinations à domicile. Les vaccinations à domicile, essayées à Paris en 1893-94, ont donné de très beaux résultats. Il est certain, en effet, que telle personne qui ne se dérangera pas pour aller à la mairie se faire vacciner, « consentira » à se faire immuniser si le vaccinateur vient dans la maison même.

L'isolement des malades, voilà la deuxième mesure à prendre dans une épidémie de variole. Elle est bien difficile à réaliser. Nous avons pu constater, à Toulon, pendant cette dernière épidémie, que c'est même impossible dans cette ville. Non seulement le malade soigné chez lui reçoit des visites du dehors, sort avant d'être guéri et sème ses desquamations, mais l'excessive exiguïté des rues, la petitesse des logements, l'entassement de la population rendent l'isolement impossible dans certains quartiers. Et c'est dans des conditions excessivement favorables à l'infection, sur des individus en parfait état de réceptivité, que se développe l'agent morbide dont la virulence est régulièrement exaltée. Il en sera ainsi tant que Toulon sera exposé sans défense aux épidémies, tant que Toulon ne sera pas assaini. La fièvre typhoïde y a exercé de terribles ravages, elle y existe encore à l'état endémique. Personne n'a oublié, aussi, que ce fut notre premier port de guerre qui fut la porte d'entrée des épidémies cholériques de 1884-85, pour ne parler que des plus récentes.

M. Roger a préconisé contre les épidémies de variole, l'hospitalisation obligatoire. Ce serait, en effet, le seul moyen d'isoler véritablement les contaminés, à condition qu'à l'hôpital cet isolement soit réalisé dans toute sa rigueur.

L'a-t-il été à l'hôpital de Toulon pendant cette dernière épidémie ?

L'hôpital civil de Toulon, fondé par Jean de Gauthier, prieur de La Valette, fut inauguré le 1er mai 1679. Situé à l'ouest de la ville, il est resté de longues années éloigné de toute habitation ; très longtemps même il fut en dehors des fortifications : ce n'est que depuis le dernier agrandissement de Toulon qu'il fut compris dans l'enceinte fortifiée.

Aujourd'hui tout un faubourg s'est construit près de lui, et il n'est séparé des nouvelles maisons que par la largeur d'une rue. En somme, il fait partie de la ville, dont il occupe l'extrémité ouest.

Les différents services sont groupés dans trois corps de bâtiments parallèles reliés entre eux par des constructions perpendiculaires.

Le service médical est réparti en quatre grandes divisions :

1° Blessés des deux sexes et maternité ;
2° Fiévreux et maladies contagieuses ;
3° Vénériens et maladies de la peau ;
4° Charité, aliénés et crèche.

Le nombre total des lits est de 800. La superficie des terrains affectés à l'hôpital étant de 12.111 mètres carrés, on voit que chaque malade ne dispose que d'environ 15 mètres carrés, ce qui est manifestement insuffisant.

Les locaux affectés aux contagieux font partie d'un des trois grand corps de bâtiment dont nous avons parlé; ils sont situés au premier étage sur le prolongement de ceux destinés aux fiévreux, dont ils sont séparés seulement par un étroit couloir et la cage d'un escalier.

Ils comprennent deux salles, dont l'une, celle des hommes, compte 28 lits, l'autre, celle des femmes, 14. Les enfants, pour lesquels il n'existe pas de salle spéciale, sont admis dans l'une ou dans l'autre suivant leur sexe.

Les deux salles communiquent par une porte centrale. Le service médical des contagieux est assuré par le médecin en chef, le médecin adjoint et l'interne, qui donnent déjà leurs soins aux fiévreux. Un personnel infirmier spécial est attaché à cette catégorie de malades ; mais la proximité des autres services et le manque de surveillance font que les infirmiers des contagieux ne mettent aucun scrupule à communiquer fréquemment avec ceux des services voisins. De plus, ils négligent souvent d'observer les recommandations qui leur sont faites, oublient presque toujours de changer de vêtements, de se laver les mains et la bouche avant de circuler dans l'hôpital.

On voit, par ce qui précède, que l'isolement des contagieux n'est pas réalisé même à l'hôpital. Du reste, nous avons eu, dans cette épidémie, une douzaine de cas de contagion intérieure.

De telle sorte, que non seulement Toulon ne possède pas d'hôpital d'isolement pour les maladies contagieuses, mais encore le service des contagieux créé à l'hôpital civil ne répond pas du tout aux idées modernes sur les maladies infectieuses et leur transmission.

Nous trouvons donc, pour expliquer l'intensité et la longueur de la dernière épidémie de variole, les causes suivantes : peu d'empressement de la population aux séances de vaccination et de revaccination, défaut d'isolement des contaminés, soit en ville, soit même à l'hôpital civil.

Enfin, il faut ajouter le manque d'hygiène et de salubrité générale de la ville de Toulon.

Cette ville est, en effet, une porte ouverte à toutes les épidémies. Depuis une quinzaine d'années, cependant, de l'eau potable est distribuée à la consommation. On a remédié aussi dans une certaine mesure au système si défectueux de l'évacuation des immondices; mais il n'existe pas encore un système complet d'égouts dans cette agglomération de cent mille habitants.

De plus, il importe à tout prix de supprimer l'encombrement et l'horrible promiscuité qui sont le triste apanage de toute une importante partie de la ville, celle que l'on désigne sous le nom de vieux quartiers. Tant que l'on n'aura pas fait pénétrer là l'air et la lumière, la variole et les autres maladies contagieuses continueront à y exercer des ravages. Il faut donc transformer ces vieux quartiers, y ouvrir de larges artères et remplacer les masures actuelles par des maisons conformes aux règles de l'hygiène des agglomérations.

Depuis de nombreuses années, les différentes municipalités qui se sont succédé ont fait de cette question une de leurs plateformes électorales ; plusieurs projets ont été élaborés, mais aucun n'a pu entrer en exécution, grace à l'opposition routinière et absurde de l'administration de la marine.

Actuellement pourtant, la question paraît avoir fait un grand pas. Le Président de la République, à son voyage d'avril dernier, a promis son concours personnel pour faire aboutir un projet d'assainissement. La question a été portée au Sénat par notre ami, l'honorable M. Mérie, et aussitôt que cette assemblée aura reconnu le projet d'utilité publique, les travaux commenceront, croyons-nous.

La description sommaire que nous avons faite des hospices civils nous a montré que le service des contagieux n'y existait pour ainsi dire pas ; en tout cas, qu'il était insuffisamment séparé des autres services. Du reste, la construction d'un nouvel hôpital s'impose. Les pouvoirs administratifs et municipaux l'ont compris, et un projet a été élaboré dans ce sens. Un emplacement a été choisi à une distance de Toulon à peu près égale à celle qui sépare Montpellier du Suburbain. Nous désirerions vivement que ceux qui seront chargés d'en élaborer les plans, vinssent visiter celui-ci, et s'inspirer des conditions dans lesquelles il a été construit. Nous ne pensons pas qu'un hôpital d'isolement soit nécessaire. Nous sommes persuadés qu'il serait facile de concilier les intérêts du budget et ceux de l'hygiène en plaçant le service des contagieux dans l'enceinte même du nouvel hôpital, mais à une distance suffisante des autres pavillons.

Ainsi, avec un hôpital bien aménagé, desservi par un personnel au courant des derniers progrès de la science, Toulon disposera d'une garantie sérieuse contre les nouvelles épidémies. Si, enfin, la loi sur la vaccination obligatoire est définitivement votée et mise en vigueur, si le projet d'assainissement et d'embellissement vient à aboutir, nous aurons peut-être écrit l'histoire de la dernière épidémie de variole à Toulon.

CONCLUSIONS

1° L'épidémie de variole de 1900-1901 a été grave et de longue durée.

2° Elle a atteint surtout les femmes et les enfants.

3° Les personnes vaccinées ou revaccinées ont été presque à l'abri de la contagion.

4° C'est au printemps et en automne que la maladie a fait le plus de ravages.

5° Les complications les plus fréquentes ont été : les hémorrhagies, quelques formes ataxo-adynamiques, un cas de névralgie sciatique, l'albuminurie, deux fontes oculaires et des suppurations diverses.

Le pronostic a été aggravé par l'association de la variole avec d'autres affections : tuberculose, diphtérie, dothiénentérie, alcoolisme, grossesse.

6° Deux causes ont contribué à la gravité de l'épidémie: 1° négligence de la part des Toulonnais de se faire vacciner ; 2° défaut d'isolement des malades soit en ville soit même à l'hôpital civil.

7° Enfin les remèdes nous paraissent être : 1° la vaccination obligatoire ; 2° l'assainissement de Toulon ; 3° construction d'un nouvel hôpital avec organisation bien comprise d'un pavillon de contagieux.

BIBLIOGRAPHIE

CARTIER. — L'hygiène à Toulon (1891).

COURMONT. — La variole à Lyon (*Presse médicale*, 23 mars 1901).

DEVILLE. — La fièvre typhoïde et son séro-diagnostic à l'hôpital civil de Toulon (Thèse de Lyon 1900).

ROGER. — La variole à Paris (*Presse médicale*, 23 février 1901).

www.ingramcontent.com/pod-product-compliance
Lightning Source LLC
LaVergne TN
LVHW012016160826
845678LV00002B/866
* 9 7 8 2 3 2 9 6 6 6 5 6 3 *